LÁZARO DROZNES

EL GEN SEDUCTOR

Cómo usar a los genes para seducir más y mejor

Un libro que brinda herramientas para mejorar tus habilidades de seducción basadas en el comportamiento de los genes. Conocer el comportamiento de los genes te ayudará a mejorar tus interacciones con el sexo opuesto y aumentar dramáticamente tus probabilidades de éxito
"

Published by UNITEXTO

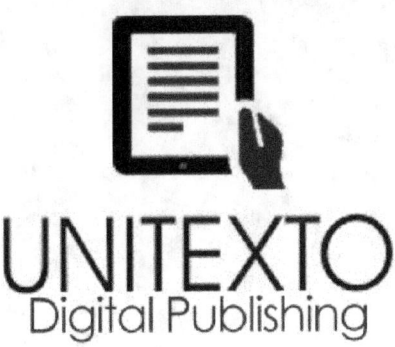

UNITEXTO
Digital Publishing

TABLA DE CONTENIDOS

DECLARACION DE INTENCIONES

Este libro es un híbrido que oscila entre el género de autoayuda y el de divulgación científica.

¿Cuáles son las intenciones de este libro? ¿Qué es lo que pretendemos hacer? ¿Qué justifica que el autor haya emprendido la larga tarea de escribirlo, el editor de editarlo y el lector de leerlo? Y con suerte terminarlo. Antes de confesar mis intenciones haremos una breve digresión histórica. Todo presente tiene un pasado.

Hace ya muchos años comencé a leer libros con un enfoque evolutivo del ser humano, del amor, del sexo y de la pareja. Mi primera lectura fue EL GEN EGOISTA de Richard Dawkins. Fue un deslumbramiento. Una iluminación. De pronto los interrogantes sobre los sucesos inexplicables que ocurren en el sexo y en el amor, que me habían perseguido durante tantos años, tenían una explicación razonable y coherente. El enfoque evolutivo permitía explicarlo todo y en la mayoría de los casos, medirlo.

Disciplinas como la Biología, la Psicología, la Sociología, la Antropología, cuando eran evolutivas, iluminaban la realidad de una manera totalmente nueva.

De pronto apareció un Nuevo Mundo. Si a la disciplina Psicología se le agregaba la palabra

Evolutiva todo el mundo que analizaba la sicología era re-significado. La Psicología Evolutiva nos permitía mirar la realidad de otra manera. Lo mismo con la Sociología, la Biología y la Antropología.

En este enfoque, el principio que permite una explicación razonable de los fenómenos sexuales y amorosos es: Todo lo que es humano se debe al propósito de los genes de reproducirse. Toda conducta humana tiende a estar subordinada al principio de reproducción de los genes.

Los genes son eternos. Nosotros somos las plataformas de supervivencia.

Si conocemos estos mecanismos podemos utilizarlos para mejorar nuestra calidad de vida sexual y amorosa.

Los humanos no somos habitualmente conscientes de un fenómeno extraordinario: nuestros genes han sobrevivido varios millones de años y han llegado hasta este momento.

Y han llegado porque eran los mejores. Cada vez que estemos tristes, deprimidos y melancólicos pensemos en nuestros genes. Ellos son ganadores.

A lo largo de este libro iremos desenredando la sutil madeja de instintos, hábitos y comportamientos que los genes han programado en los seres humanos para posibilitar su reproducción.

¿Por qué este conocimiento es importante? ¿En qué nos cambia la vida? Porque en la ignorancia los genes nos pueden utilizar para sus propósitos sin ningún tipo de consciencia de nuestra parte.

Del mismo modo que la abeja no sabe que está polinizando flores y es útil para su reproducción. O el mono no sabe que los frutos le sirven a los árboles para distribuir las semillas.

Si entendemos y conocemos el mandato de los genes entonces algo puede cambiar. Podemos poner a trabajar a los genes para nosotros. Podemos cambiar nuestro comportamiento porque sabemos las leyes que regulan nuestros instintos. Podemos elegir un estilo de vida más adecuado a nuestras necesidades y orientaciones.

¿Cómo cambiar el futuro? La respuesta es: Cambiando el pasado.

El cerebro tiene una maravillosa característica: no distingue recuerdos verdaderos de los ficticios. ¿Cuántas veces hemos cambiado de opinión acerca de la calle donde estacionar nuestro coche y luego no sabemos en qué calle lo dejamos? ¿O no recordamos con certeza si apagamos el gas? Esta confusión confirma que si generamos una imagen mental luego es difícil distinguir la real de la imaginada.

Una posibilidad de cambio se basa en esta idea sencilla: generar recuerdos, sensaciones imágenes, vivencias artificiales, pero que generen esta vez la clase de comportamientos que nosotros queremos tener. No los comportamientos inducidos por nuestro pasado.

Llegamos así a la intención de nuestro libro: liberar el lector de algunos de los condicionamientos que modulan su comportamiento y generan infelicidad. Vivimos nuestra subjetividad con una sensación de libre albedrío. Pensamos que decidimos hacer lo que queremos hacer.

Sin embargo, el peso de los millones de años de desarrollo genético y los millones de años de desarrollo social, que sumados a las experiencias acumuladas desde nuestro nacimiento, condicionan enormemente nuestras decisiones.

Creemos honestamente que con el conocimiento de la programación diseñada por los genes y la modificación de nuestros recuerdos podemos ganar un grado de libertad. Seguramente pequeño, pero que creo justifica mi escritura y tu lectura.

Como veremos luego todo lo que es humano, el lenguaje, la religión, la ética, la moral, la música, la literatura, todo lo que nos distingue como especie, se lo debemos a las mujeres que nos eligieron por tener esas características.

La famosa frase "todo lo que hacemos los hombres es para conseguir mujeres" es científicamente correcta.

PREGUNTAS FRECUENTES DE LA SEDUCCION

Los sitios de Internet han popularizado una sección que está ausente en el mundo de literatura impresa. Este libro quiere empezar con las famosas FAQs, (Frequently Asked Questions), que funcionan en este caso como un sumario de los temas que cubre este libro. Es también un resumen para aquellos lectores que no tienen mucho tiempo o para aquellos usuarios de e-books que sólo leen de un libro la muestra gratis.

¿Qué quiere el hombre? ¿Qué quiere la mujer?

Ambos quieren lo mismo: maximizar las probabilidades de supervivencia de sus genes. Aquello que los diferencia son las estrategias que desarrollan para conseguirlo.

¿Para qué sirve el sexo?

Es el mecanismo de la naturaleza que permite que los genes sobrevivan y se multipliquen superando las amenazas de las mutaciones, los parásitos, las bacterias y los virus.

¿Qué estrategia reproductiva tiene el hombre?

El espermatozoide masculino es abundante. Es barato. Cada eyaculación provee alrededor de 400 millones. Con esta producción ¿Cuál es la mejor estrategia reproductiva?: Maximizar la

12

cantidad de interacciones sexuales con mujeres diferentes para maximizar la propagación de los genes.

¿Qué estrategia reproductiva tiene la mujer?
La mujer genera 12 óvulos por año. Alrededor de 360 en su vida útil. Cuando queda embarazada no volverá a tener otro hijo antes de los dos años. Está limitada en el tiempo y en la cantidad de óvulos. Cada óvulo vale oro. ¿Cuál es su estrategia reproductiva?: Cuidar cada óvulo y seleccionar con mucho cuidado con quien lo va a usar.

¿Cuál es el objetivo del cortejo?
Demostrar a las mujeres que el cortejante es la mejor opción para garantizar la supervivencia de sus hijos.

¿Qué pueden hacer las mujeres para elegir mejor?
Detectar a los mentirosos que prometen la máxima supervivencia de sus hijos mediante engaños y falsas promesas. Elegir a los hombres no sólo por su atractivo físico sin por muchos otros factores que deben ser tenidos en cuenta.

¿Por qué el amor siempre pide más y nunca obtiene lo suficiente?
En el estado que llamamos amor romántico, aparece en el cuerpo una droga llamada dopamina que genera los mismos efectos adictivos que cualquier otra droga. Es el modo en que el cuerpo genera la magia del amor.

Como toda droga, requiere dosis crecientes para mantener su efecto.

¿Por qué la atracción sexual es un proceso que no podemos explicar?

Porque los que eligen son los genes. Ellos se entienden y nos mandan señales tales como: "Este es el hombre de mi vida". "Esa es la mujer de mi vida". Es decir son procesos que ocurren fuera de la conciencia y que habitualmente se explican con las frases tipo "hay química" y "hay piel".

¿Por qué lo que es atractivo para algunos no lo es para otros?

Porque los genes de cada persona son distintos y eligen de acuerdo con sus preferencias.

¿Por qué nuestros genes eligieron el sexo como mecanismo de reproducción?

Porque permite combinar genes, mejorar la calidad genética y resistir mejor los cambios, las mutaciones y las enfermedades.

¿Cómo podemos mejorar nuestras habilidades de seducción?

Mediante la PNL (Programación Neuro Linguistica), que permite reprogramar nuestro cerebro para obtener nuevas conductas y entregar la mejor versión de nosotros mismos.

¿Cómo hacemos para ser lo que queremos ser?

La PNL ofrece la técnica del modelado que

permite adoptar patrones de comportamiento de personas exitosas en el campo de la seducción. Puede ser de conocimiento directo, personajes públicos o personajes de la ficción.

¿Cómo hacemos para entregar la mejor versión de nosotros mismos?

La PNL nos ofrece técnicas para evocar nuestros mejores momentos y utilizar nuestras mejores habilidades. También para inventar nuevos recuerdos que modifican nuestro comportamiento actual.

¿Por qué el pene tiene la forma que tiene?

Porque las mujeres lo eligieron así a través de millones de años de proceso evolutivo.

¿Para qué el prepucio?

Favorece la protección de la sensibilidad del glande, mejora el placer masculino con sus múltiples terminaciones nerviosas y permite estimular el clítoris femenino.

¿El tamaño importa?

Importa. Si creció de 5 cm en el chimpancé a 16 cm de promedio en el hombre es porque la mujer elegía penes más grandes en cada generación. Y lo sigue haciendo.

¿Para qué un glande?

La hipótesis es que apareció evolutivamente para eliminar el semen de los competidores y para excitar mejor la entrada de la vagina y el clítoris.

¿Qué pasó con el báculum (hueso interno del pene)?

Fue eliminado evolutivamente porque no era elegido por las mujeres, dado una erección no podía ser considerada un indicador de salud y valor genético. El hueso no permitía que la erección sea un indicador confiable.

¿En qué se fijan las mujeres cuando realizan su elección sexual?

Primero en los indicadores de valor genético que son percibidos por la vista y que se resumen en la palabra "masculino". Luego en el resto de las habilidades requeridas: divertido, inteligente, ilustrado, compañero, generoso, honesto, ético, etc., etc., etc. Estás cualidades tienen mucho más peso en las relaciones a largo plazo.

¿Qué atrae a los hombres?

Piel, trasero y busto. Son los principales indicadores de la calidad genética y maternal de la mujer. La relación cintura cadera igual a 0,7 es otro indicador importante. En las relaciones a largo plazo hay otros factores que son atractivos: divertida, buena compañera, buena socia, solidaria, etc.

¿Cómo funciona la selección sexual?

A través de la seducción, que permite publicitar los valores genéticos y humanos con el objetivo de conseguir la mejor pareja posible y maximizar la posibilidad de supervivencia de la descendencia.

¿Por qué los hombres se enamoran a veces sólo con la mirada?

Porque el valor genético y maternal de una mujer está a la vista.

¿Por qué las mujeres necesitan hablar para enamorarse?

Porque las mujeres necesitan valorar otros elementos requeridos para la crianza y supervivencia de la especie: ser un buen proveedor, buen socio y dispuesto a realizar una inversión parental.

¿Por qué las mujeres se sienten atraídas por hombres que les regalan diamantes?

Porque regalar diamantes es un indicador muy confiable de la capacidad de un hombre de ser un buen proveedor.

¿Por qué las pavas reales gustan de los pavos reales con cola grande y colorida?

Porque las colas grandes son un indicador confiable de la calidad genética del macho.

¿Por qué somos infieles?

Porque nos permite tener un mayor éxito reproductivo y superar las mutaciones genéticas y el ataque de parásitos, virus y microbios. Es válido tanto para hombres como para mujeres.

¿Por qué todos estamos en contra de la infidelidad pero todos la practicamos o la fantaseamos?

Porque es una adaptación evolutiva que se transmite genéticamente. Es una pulsión que excede la conciencia y los valores éticos, morales y religiosos.

¿Por qué la atracción de ser infiel es casi irresistible?

Porque tiene su origen en partes del cerebro a los que la conciencia no tiene acceso. Ocurren contra nuestra voluntad.

¿Por qué existe el amor romántico?

El amor romántico es una emoción programada a través de los genes del ser humano que permite crear las condiciones necesarias para la concepción y crianza de los hijos.

¿Por qué las mujeres se enamoran de los hombres equivocados?

Porque se enamoran de los genes sin tomar en cuenta el resto de los atributos requeridos para formar una pareja estable: proveedor, socio, compañero y padre.

¿Por qué estar enamorado es un estado mágico, sublime?

Porque es el estado requerido para emprender la aventura de la concepción y crianza de los hijos. Caso contrario no sería posible.

¿Por qué el amor romántico no puede durar para siempre?

Porque en el estado obsesivo del amor romántico no es posible trabajar ni criar a los hijos.

¿Por qué las mujeres se enamoran de un hombre y después intentan cambiarlo?
Porque se enamoran de los genes y luego intentan modifica aquellos rasgos que no son adecuados para sostener una pareja estable y ayudar a la crianza de los hijos.

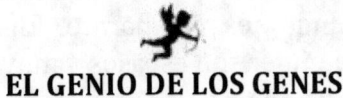

EL GENIO DE LOS GENES

¿Por qué la atracción sexual es un proceso inconsciente que no podemos explicar?
¿Por qué el amor es una droga adictiva que siempre pide más y nunca tiene lo suficiente?
¿Por qué decimos que hay química?
¿O que hay piel?
¿Qué o quién decide en estos temas?
¿Por qué lo que es atractivo para algunos no lo es para otros?

Los enamoramientos parecen procesos mágicos que suceden sin ningún tipo de explicación. Trataremos de explicar las leyes que rigen estos comportamientos y cómo usarlas a nuestro favor para seducir más y mejor.

Asumimos que los roles del hombre y de la mujer son los históricos: el hombre corteja y la mujer elige. Entonces habrá recursos para que los hombres cortejen más y las mujeres elijan mejor. En aquellos casos en que la mujer que corteja y el hombre elige deberán usar los recursos a la inversa.

Esta diferencia se debe a que las estrategias reproductivas del hombre y de la mujer son muy diferentes porque el espermatozoide del

20

hombre abunda y es muy barato. En cambio los óvulos de la mujer son escasos y muy caros.

Esta división de roles es particularmente cierta en las relaciones a corto plazo. En las relaciones a largo plazo las diferencias se igualan y el hombre puede ser tan selectivo como la mujer. Ambos cortejan y ambos eligen. A medida que avanzamos hacia el futuro los dos géneros tienden a compartir responsabilidades económicas y parentales. Ya no alcanza que un mujer sólo sea una buena madre y el hombre sólo un buen proveedor.

Los protagonistas de esta historia son los genes. Porque son nuestros genes los que mandan. No somos nosotros. Llegaron hasta este momento luego de 5 millones de años de evolución. Y quieren seguir estando. Los genes son eternos. Nosotros somos la plataforma que usan para sobrevivir.

Toda seducción es parte de este proceso de selección sexual que conduce a la reproducción de los genes. Los genes usan a los seres humanos como plataforma de reproducción y el proceso de selección sexual tiene por objeto asegurar su supervivencia. Los individuos son entonces las unidades de supervivencia y los genes son las unidades de selección y replicación. La selección ve a los individuos como vehículos transitorios para transmitir los genes.

Es similar a lo que hacen los árboles, que usan los frutos para que los animales los coman y depositen el carozo en algún lugar para que los genes del árbol sigan viviendo. El árbol usa a los animales como plataformas de transporte de sus semillas que permiten perpetuar sus genes a través de nuevos árboles. Los animales no se dan cuenta que están siendo utilizados. Ellos simplemente comen frutos. De igual modo los genes nos usan a nosotros.

Los genes son realmente geniales, porque son capaces de programar su propia reproducción a través de otros genes. Son como computadoras que se programan a sí mismas.

Los genes son sólo una parte de la historia. A través de la cultura podemos modificar algunos mensajes genéticos para adecuarlos a nuestras necesidades y dejar de lado parcialmente a las necesidades de los genes. Este libro es una prueba de que pensamos que esto es posible. Pero para luchar contra los genes e imponer algún otro criterio distinto al mandato genético, tenemos que saber cómo funciona. Caso contrario estaremos condenados a la repetición permanente.

¿Cómo hicieron los genes para reproducirse? Inventaron el sexo. Y lo hicieron de modo tal que ejerza una atracción que no podemos resistir. Igual que los monos no pueden resistir un fruto rojo, maduro y jugoso que cuelga del árbol, que un picaflor no puede resistir el néctar de las flores y que las abejas no logran resistir una flor llena de polen,

Con el sexo los genes necesitan socios al 50% para poder reproducirse. Los genes son como los jugadores de futbol. Para jugar bien necesitan compañeros que jueguen bien. Solos no pueden hacer nada. Y la mayoría de las veces son los genes los que eligen. Están armando un equipo. El mejor que puedan conseguir. No somos nosotros los que armamos el equipo. Son ellos.

El mandato genético es: encontrar los mejores genes disponibles para poder durar otros cinco millones de años. No hacerlo equivale a la muerte genética. El proceso de selección sexual no es libre. Está condicionado por millones de años de experiencia que se han transmitido de modo genético y cultural y que condicionan nuestras decisiones. Para que nuestros genes sobrevivan es imperativo encontrar una pareja sexual. Así es como empiezan nuestros problemas.

Utilizaremos las metáforas de los animales porque es muy fácil ver en ellos lo que no podemos ver en nosotros. Por ejemplo, las mujeres se enamoran de los hombres igual que las hembras se enamoran del pavo real. Quedan prendadas por la magnificencia de su cola, por sus iridiscencias y por su colorido.

¿Cuál es el razonamiento evolutivo para explicar esta atracción? Si este macho está en condiciones de mantener la cola más grande y colorida tiene los mejores genes disponibles y yo los quiero para mis propios hijos. De esta manera mis hijos tendrán la cola más grande y podrán reproducir mis genes.

¿Qué hacen los hombres entonces para conseguir mujeres: desarrollan la colas más grandes y vistosas que puedan mantener. ¿Qué hacen las mujeres? Eligen al hombre que tiene la cola más vistosa.

En este libro vamos a proponer recursos para que los hombres puedan desarrollar la cola que quieran tener y para que las mujeres estén en condiciones de evaluarlas y de distinguir a las falsas de las verdaderas. Porque como toda mujer sabe, algunas colas no son lo que parecen.

Frase resumen:
Los hombres deben desarrollar y exhibir los rasgos que las mujeres valoran.

¿POR QUÉ QUE EXISTE EL SEXO?

¿Por qué nuestros genes eligieron el sexo como mecanismo de reproducción?
¿Por qué elegir un procedimiento tan difícil, complejo y costoso?
¿Por qué no optaron por algo más fácil y sencillo?
¿Por qué razón la Naturaleza evita que los genes simplemente se reproduzcan a sí mismos?

Nuestra supervivencia, y la de todas las especies, está siempre amenazada de muchas maneras: cambios de clima, parásitos, bacterias, mutaciones genéticas al azar. Si queremos sobrevivir tenemos que luchar contra todos estos enemigos. El sexo sirve para eso. Gracias al sexo cada generación puede aspirar a tener una aptitud mejor que la previa a través de la selección sexual que permite elegir los mejores genes disponibles. Si eso no sucede vamos a la extinción.

En la reproducción asexual, que también existe, las células se dividen, la descendencia es igual genéticamente a las células originales. En este tipo de reproducción asexual no hay posibilidades de evolución ni de adaptación al cambio de contexto, ni posibilidad de defensas nuevas contra el ataque de parásitos, bacterias y virus, ni de contrarrestar las mutaciones genéticas.

Para enfrentar estas limitaciones la naturaleza desarrolló la reproducción sexual dado que permite subsanar estos inconvenientes. Los genes de un género se asocian con los genes del otro género para conformar un nuevo ser que quiere ser mejor que los anteriores.

Cada problema de supervivencia que plantea el contexto es enfrentado por genes diseñados con ese fin. Entorno y genoma son como el positivo y negativo de una fotografía. Cada requisito del entorno tiene un gen que lo satisface.

El sexo es, en consecuencia, el mecanismo por el que la naturaleza permite que los genes se perpetúen en el tiempo y puedan superar evolutivamente todos los contratiempos que se plantean. Para lograrlo necesita entrar en sociedad con otra persona que ponga el otro 50%. El mecanismo que usan para elegir parejas se llama selección sexual. Este proceso de búsqueda y elección de parejas sexuales es lo que llamamos seducción.

¿Cómo se hace la selección sexual? ¿Cómo cortejan los hombres? Haciendo exhibiciones de sus aptitudes. Igual que los ciervos exhiben su cornamenta y los leones su melena. Estos avisos se llaman indicadores.

Los indicadores son avisos comerciales que publicitan factores reproductivos importantes como la edad, salud, fertilidad, status y aptitud general.

Un indicador debe tener costos altos para ser confiable. Si los indicadores son baratos, fáciles de adquirir y fáciles de mantener, pueden ser falsificados con mucha facilidad por individuos no saludables e inaptos. Si esto sucediera el indicador perdería su valor informativo.

Esto explica porque las mujeres prefieren un brazalete de diamantes que no tiene ninguna utilidad de supervivencia antes que un kilo de carne que sirve para comer y sobrevivir. Porque los diamantes no se pueden falsificar ni mentir. El hombre que regala diamantes está haciendo una exhibición clara y muy válida de su capacidad como proveedor.

Otro ejemplo: la cola del pavo real puede funcionar como indicador porque los pavos reales débiles, no saludables, no pueden hacer crecer colas muy grandes. No podría escapar de los depredadores que fácilmente detectan las colas largas. El resultado es que el tamaño de la cola del pavo real es un indicador de su valor reproductivo, porque revela su edad, salud y su aptitud hereditaria. Mientras algunos indicadores revelan buenos genes, otros revelan buenos recursos, buenas habilidades parentales o buena fertilidad.

Esto lleva a la aparente paradoja: los animales publicitan su aptitud genética con exhibiciones que reducen su capacidad de supervivencia. Es decir que las ventajas para la selección sexual son desventajas en la supervivencia.

28

Lo mismo pasa con el ser humano: el que regala diamantes disminuye su propia posibilidad de supervivencia. El escalador del Himalaya arriesga su vida para demostrar su aptitud genética.

¿Qué indicadores son habituales en el mundo animal? El tamaño del cuerpo indica la edad y el estado nutricional. La simetría corporal indica resistencia a enfermedades y heridas. Los colores brillantes indican la habilidad de poder escapar de los depredadores y de la resistencia a los parásitos que tienen la capacidad de deteriorarlos.

El mensaje es: mis colores son brillantes, en consecuencia tengo resistencia a los parásitos. Tengo buenos genes. Soy una buena pareja sexual.

Respecto de los rasgos visuales, por ejemplo, todas las especies animales prefieren los colores brillantes sobre los pálidos, las exhibiciones grandes por sobre las pequeñas, los altos contrastes por sobre los bajos.

Con respecto a indicadores acústicos, todas las especies prefieren llamados de alta intensidad en vez de baja, más frecuentes que menos frecuentes, largos en duración antes que cortos, más bajos en tono que altos, altos en complejidad antes que sencillos y repertorios grandes en vez de repertorios pequeños.

Por ejemplo, las llamadas de tonos graves son indicadores confiables del tamaño del cuerpo porque animales muy pequeños no pueden producir físicamente frecuencias bajas. Muchos de estos indicadores se repiten en el ser humano.

El cuerpo humano es como un barco que se hunde. Los genes tienen que hacer transbordo antes del final. El transbordo es hacia los hijos. Para hacer el transbordo hay que tener una pareja. No tener pareja es la muerte genética.

Frase resumen:
Para seducir mejor hay que invertir en el desarrollo de indicadores de valor genético.

¿POR QUÉ QUE EXISTE LA PAREJA?

¿Cómo llegó el ser humano a constituir a la pareja como unidad básica de sociedad?
¿Cómo es el contrato de pareja?
¿Cómo funciona?
¿Qué ventajas presenta?
¿Qué desventajas?

La primera cláusula del contrato de pareja fue sexo por carne. Luego se fueron agregando muchas otras, como bien sabemos los que estamos, o estuvimos casados... Veamos cómo llegamos a esa primera cláusula.

Todo empezó hace varios millones de años cuando nuestros ancestros tuvieron que bajarse de los árboles por los cambios climáticos y empezaron a caminar con dos patas por la tierra en busca de alimentos. Desde luego, la nueva posición ofrecía ventajas enormes: tenían las manos libres para transportar más cosas, eran más rápidos, podían llevar alimentos, hacer señas, manejar herramientas, recorrer largas distancias y ampliar aún más su territorio.

Pero hubo un costo evolutivo también: las manos se ocuparon en llevar a la cría que anteriormente llevaban en la espalda y ya no estaban disponibles para la recolección de vegetales. Consecuencia: al convertirse en bípedos las hembras quedaron recargadas de trabajo. Empezaron a necesitar más ayuda del macho.

Pero los problemas recién estaban empezando: la continua transformación en bípedos fue produciendo cambios selectivos en los esqueletos de los proto-homínidos. Uno de ellos fue la modificación de la posición de la pelvis.

Con la modificación de la pelvis el diámetro del canal vaginal redujo su tamaño y en consecuencia, los bebés ya no podían salir fácilmente en el momento del nacimiento. De este modo y gradualmente, la mayoría de las hembras comenzaron a tener partos difíciles y muchas empezaron a morir en el nacimiento.

Pero intervino la selección natural. En todos los grupos de organismos vivos hay diferencias entre los individuos. Así, entre los proto homínidos, algunas hembras presentaron una característica genética insólita: daban a luz a sus crías demasiado pronto.

En circunstancias distintas, la capacidad genética de dar a luz crías prematuras habría sido un inconveniente, pero entre nuestros primeros ancestros esta peculiaridad pasó a ser esencial para la supervivencia. Estas madres daban a luz crías con cabezas más pequeñas, cabezas que podían atravesar el canal vaginal.

En consecuencia, todos los seres humanos nacemos en forma prematura. Somos una de las especies animales más vulnerables en el momento de nacer. Los bebes que nacían tan desvalidos acentuaron la dependencia de las hembras respecto de los machos. Habían quedado definitivamente atrás los tiempos en que las proto homínidas podían solas con sus crías. Se veían obligadas a reforzar su pacto con los machos.

Este pacto se formalizó usando el sexo como moneda de cambio. Las hembras no daban sexo a los hombres que no traían carne y además forzaban a los hombres al cuidado paternal como condición previa. De esta manera la mujer transformó el cortejo en supervivencia para sus bebes.

Con este pacto comenzaría el contrato sexual: sexo a cambio de carne y protección. Las hembras a su vez contribuían a la sociedad compartiendo los vegetales que recogían en el piso.

Otro factor de fortalecimiento del contrato adicional fue el acortamiento del periodo menstrual. Las hembras que tenían un periodo menstrual más corto y estaban disponibles más tiempo para tener relaciones sexuales recibían más carne y más protección. En consecuencia lograron una mayor tasa de reproducción y a través del tiempo hicieron una adaptación evolutiva y lograron reducir el periodo menstrual a sólo 3 días.

Los ciclos menstruales son lunares y la ovulación tiende a coincidir con los períodos de luna llena. En estos días los machos salían de caza pues la visión nocturna facilitaba la actividad. En consecuencia, las hembras ancestrales trataban de tener los períodos menstruales cuando el macho estaba de caza.

En consecuencia, la hembra humana estaba casi todo el tiempo disponible para las relaciones sexuales. Inclusive podía y quería tener relaciones durante el embarazo e inmediatamente después del parto. Es una aptitud única en el mundo animal.

Es el mamífero que más disponible está para el sexo. Podemos decir sin exagerar que en el mundo animal la hembra humana es una máquina de actividad sexual.

Para completar el panorama, la hembra eliminó en el tiempo la visibilidad del período fértil, que constituye una característica de los chimpancés y todo el mundo animal. Las hembras en el reino animal mandan señales claras acerca de su fertilidad para ser fecundadas por el macho durante el período ovulatorio.

La eliminación de la visibilidad del periodo fértil fue el resultado evolutivo de dos factores:

1. Evitar la violación que impide elegir los mejores genes dado que la copulación es forzada.
2. Forzar a la pareja a copular en forma continua para poder tener hijos, ya que no podía saber cuando su pareja estaba en la fase fértil.

En términos evolutivos las hembras que ocultaban los signos de fertilidad tenían más éxito reproductivo y terminaron propagando sus genes a toda la población.

En resumidas cuentas: la hembra humana logró ocultar el periodo fértil para forzar al macho a tener sexo todo el tiempo para aumentar las probabilidades de tener hijos.

Para formar una pareja había que ser capaz de reconocer al otro entre una multitud de personas. Así comenzó la tremenda variedad que presenta hoy el rostro humano y simultáneamente la habilidad de reconocer pequeñas diferencias.

No hay dos personas que nos parezcan exactamente
iguales. Esto podía permitir reconocer de inmediato a un
individuo específico y ligarse a él.

Esta cualidad permanece totalmente fuera de la conciencia. Sólo cuando nos encontramos con otras razas como la japonesa o la china se hace evidente. Fuera de nuestra cultura perdemos la capacidad de reconocer sutiles diferencias y todos nos parecen iguales. La habilidad de reconocer un rostro humano con sutiles diferencias fue condición y consecuencia de la formación de la pareja. No sólo para reconocer a nuestra pareja sino también a nuestros hijos.

Cuando los machos empezaron a cuidar de las crías apareció la segunda cláusula: fidelidad recíproca. El macho la quería para no dedicarse a cuidar crías ajenas que no tuviesen sus propios genes.

La hembra requería fidelidad porque tenía miedo que el macho la abandonase por otras y la dejase sola en el cuidado de sus crías. Es decir que la fidelidad satisface necesidades diferentes en el hombre y en la mujer y su función evolutiva es impedir que el hombre críe hijos ajenos y que la mujer sea abandonada por el padre de sus hijos.

La secuencia evolutiva de la formación de la pareja es presuntamente la siguiente:

1. Conversión a bípedo
2. Reducción de la apertura pélvica
3. Predominancia de partos prematuros
4. Aumento de las cargas del cuidado de los hijos para las hembras
5. Los machos prefieren a las hembras que están disponibles para tener sexo

6. Disminución del período menstrual y copulación en el embarazo y post parto.
7. Consolidación de la pareja como sociedad para el sexo y crianza
8. Aparición el amor romántico como condición de la pareja
9. Aparición de los celos como mecanismo de conservación de la pareja
10. Aparición de la posibilidad de discriminar el rostro humano en pequeños detalles.
11. Completada la crianza a los 5 años comienza un nuevo ciclo reproductivo con posibles cambios de pareja.

Este proceso evolutivo explica la estructura básica de la pareja. La estructura natural de la pareja en la especie humana es serial monogámica con parejas cada 5 años.

Dura en promedio 5 años porque es el tiempo necesario para asegurar la supervivencia del bebe. Luego de dicha edad puede ser cuidado por hermanas, tías, primas o amigas. Si alguno de los dos se siente atraído por otro, la pareja se separa y puede comenzar un nuevo ciclo con otra.

¿Cuál es el beneficio evolutivo? Cambiar de pareja permite obtener una mayor diversidad genética que posibilita una mayor supervivencia de los hijos..

Pero hoy, un millón de años después hemos dado toda la vuelta y estamos como al comienzo. La mujer ya no necesita al hombre para criar a los hijos, trabaja a la par, gana su dinero y más aún. Ni siquiera necesita a los hombres para la concepción. Puede comprar genes y utilizarlos sin la intervención del macho.

Estamos en un punto de giro de la historia en las relaciones sexuales y el futuro será completamente distinto al pasado.

Nosotros lo sabemos. Nuestros genes todavía no. Hay que aprovechar esta brecha para mejorar nuestra vida sexual y afectiva. Según algunos científicos vamos evolucionando hacia un futuro de reproducción asexual.

Afortunadamente no lo vamos a poder experimentar. Las cosas están mal, pero pueden ser mucho peor aún.

Aprovechemos mientras existe el sexo.

Frase resumen:
La pareja es un contrato con cláusulas. Algunas son de origen evolutivo y son inmodificables. Otras son culturales y están sujetas a negociación.

¿POR QUE EXISTE EL AMOR ROMANTICO?

*¿Por qué el amor es un fuego que nos consume,
un hambre insaciable, una sed eterna?
¿Por qué las mujeres se enamoran de los hombres
equivocados?
¿Por qué estar enamorado es un estado mágico,
sublime? ¿Por qué no dura para siempre?
¿Por qué las mujeres se enamoran y luego
intentan cambiar al hombre durante la relación?*

El amor romántico es una de las tantas
emociones del ser humano. Como el miedo, la
angustia o el disgusto. Y cada emoción se
desarrolló evolutivamente para solucionar un
problema.

Así como el miedo es una emoción que se
desarrolló para poner en funcionamiento todas
las conductas necesarias para escapar del
peligro (mayor frecuencia de los latidos,
adrenalina, agudización de los sentidos,
concentración, sudor, etc.), el amor romántico
apareció para solucionar el problema de la
reproducción.

La inversión parental en la concepción y crianza
de los hijos es tan grande y abrumadora que la
única manera de encararlo es estando
enamorado. El amor romántico es el circuito
cerebral organizado para que el ser humano
pueda encar la aventura de tener

40

descendencia. Es la zanahoria que nos ofrece la Naturaleza para dar ese salto.

El objetivo del amor romántico es crear las condiciones emocionales para que una pareja pueda concebir un hijo y

cuidarlo durante los primeros años de vida.

El amor es como una droga y los científicos confirman que genera dopamina, que es una droga natural que produce ese estado de excitación característico en el amor romántico.

En el estado de amor romántico se modifica todo nuestro funcionamiento habitual, entramos en un estado de gracia y habitualmente sucede lo siguiente:

- El amor romántico da y exige fidelidad. El 90% de las mujeres y el 80% de los hombres declaran que toda infidelidad pierde sentido. Nadie puede amar románticamente a dos personas al mismo tiempo.

- Es un pensamiento obsesivo, recurrente, intrusivo, auto inducido, que no podemos expulsar de nuestra cabeza. Y tampoco queremos hacerlo.

- Es un estado en el que no podemos percibir los defectos del otro. Hay como un filtro que anula la percepción de los elementos negativos..

- Es una ilusión que construimos sobre el otro, que sabemos que es una ilusión, pero que tratamos de todos los modos posibles que no desparezca.

- No tenemos apetito, no tenemos sueño, pero sin embargo tenemos una extraordinaria energía.

- Colocamos una total atención en el otro. Nadie más existe.
- La relación está siempre condimentada con caricias, besos, juegos coquetos, lamidos y gemidos que no terminan nunca.

Para enamorarse primero hay que cortejar. Esa función estuvo reservada tradicionalmente al hombre y la mujer se ocupaba de la elección entre los candidatos. Por razones culturales esta distribución de roles está cambiando y cada vez hay menos diferencia entre ambos géneros.

Esto se debe a la desvinculación entre sexo y reproducción, y al desarrollo en la mujer de las habilidades necesarias para no depender más del hombre.

Estamos como hace millones de años.

El hombre ha dejado de ser actualmente el factor esencial en la provisión de alimentos para los hijos porque la mujer está integrada al mundo del trabajo y ha dejado de ser un agente esencial en la seguridad de su familia, porque estas funciones se han transferido al Estado.

La mente lo sabe, pero nuestros cuerpos no.

Nuestras emociones y pulsiones están condicionadas por millones de años de evolución. Este es uno de los tantos problemas del amor. Nuestro cuerpo nos pide lo que la cabeza nos niega. Especialmente a las mujeres, que son las más influenciadas por los procesos emocionales.

Es por eso que las mujeres eligen muchas veces al hombre equivocado. Las mujeres se enamoran de los defectos de los hombres porque algunos son indicadores de buena aptitud genética.

Esta elección se debe a que el instinto pide buenos genes y los hombres que tienen buenos genes son muchas veces dominantes, autoritarios, agresivos, malos maridos, malos proveedores, malos padres y malos compañeros. Es el precio que pagan algunas mujeres por conseguir los mejores genes.

Cuando era adolescente, yo creía ser un buen tipo que trataba bien a las mujeres y veía asombrado como las mujeres preferían a los hombres malos que las trataban mal. Me llevó

40 años entender el fenómeno. Es difícil aceptar que las mujeres buenas prefieren a los hombres malos.

Las maravillosas cualidades del ser humano aparecieron y desarrollaron a la luz de la luna como habilidades de cortejo. Todo, todo lo que hace el hombre es para conseguir mujeres. Y todo lo que hacen las mujeres es conseguir al hombre que obtiene esas cualidades.

El hombre hace, la mujer elige. Al elegir decide lo que el hombre hace. La mujer es, en consecuencias, la responsable del extraordinario desarrollo de la especie del ser humano. Todo se lo debemos a ellas.

Los hombres son apenas responsables del desarrollo físico de las mujeres. Las tetas, el culo, la piel, la voz aguda, la dulzura, la compasión y todos aquellos rasgos que los hombres encuentran atractivos en las mujeres han sido desarrollados a través de las elecciones realizadas durante aproximadamente cuarenta mil generaciones.

Los hombres y las mujeres hemos sido modelados por el otro del mismo modo que los seres humanos hemos desarrollado a los perros a partir de los lobos: por selección de las características más deseadas. Así hemos sido capaces de modelar desde un mastín Doberman hasta un perro caniche. Razas distintas para necesidades distintas.

El amor romántico disminuye una vez que consigue su objetivo. Sería imposible llevar una vida laboral y criar a los hijos estando obsesionados y apasionados por el amor. Una vez que los hijos están concebidos es tiempo de construir el entorno social seguro que los hijos necesitan para ser criados.

El amor es el pasaporte de nuestros genes hacia el futuro. No es para siempre. El amor viene y el amor se va. Aceptar estos ciclos inevitables nos permite sufrir un poco menos.

Frase resumen:
El amor romántico es una emoción programada para posibilitar la concepción y crianza de los hijos.

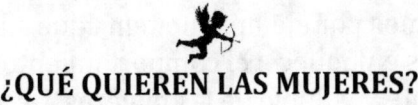

¿QUÉ QUIEREN LAS MUJERES?

¿Qué satisface a una mujer?
¿Por qué nadie sabe lo que quieren las mujeres?
Sigmund Freud, rodeado por una mujer, una
cuñada amante que vivía en su propia casa, tres
hijas, 5 hermanas e infinidad de pacientes
mujeres preguntaba ¿Qué quieren las mujeres?
Justo él. Que era el que más estaba en condiciones
de contestar.

Qué quieren las mujeres es una pregunta que la
humanidad se ha preguntado por miles de años.
La respuesta no será hallada en este libro. Pero
desde el punto de vista evolutivo, creemos que
las mujeres quieren básicamente los mejores
genes posibles para incrementar su éxito
reproductivo y asegurar la supervivencia de sus
hijos.

La lógica de la mujer no es la lógica racional del
hombre, es la lógica reproductiva de la
naturaleza. Cuando la conducta de la mujer se
analiza desde este punto de vista muchos
comportamientos parecen justificados.

Uno de los objetivos de este libro es entender
esta lógica que podría permitir mejorar el
acercamiento de los hombres hacia las mujeres
y sentar las bases para una mayor colaboración
a través de una mayor comprensión.

Analicemos por ejemplo un tema que a los hombres enloquece: el comportamiento cambiante y voluble de las mujeres. Desde el punto de vista evolutivo podemos pensar que en la mujer coexisten las áreas del cerebro que se ocupan de la vida emocional e instintiva (llamados límbico y reptiliano) con el área característica del ser humano, (llamado córtex) que se ocupa de la inteligencia creativa, la memoria y todas las funciones típicamente humanas.

Con mucha frecuencia, el cuerpo a través de sus instintos, tiene urgencias que luego son suprimidas y modificadas por el área pensante. Estas contradicciones explican el modo variable de las mujeres. En algún momento atiende a sus instintos y en otros a su pensamiento.

El hombre, en cambio, tiene más alineados las tres áreas (instintiva, emocional y pensante) está también sujeto a idas y vueltas, pero éstas son mucho menos frecuentes e intensas que en el caso de la mujer.

El comportamiento de una mujer se basa principalmente en sus emociones, no en sus razonamientos. La conducta del hombre tiende a hacer todo lo contrario.

¿Qué quieren las mujeres? Pues lo mismo que los hombres: perpetuar sus propios genes teniendo hijos con una pareja que garantice la supervivencia de su descendencia.

La estrategia reproductiva de las mujeres es totalmente diferente a la del hombre porque cada mujer genera 12 óvulos por año. Alrededor de 360 en su vida útil. El hombre genera 300 millones de espermatozoides en una sola eyaculación. El espermatozoide es muy barato. El óvulo es muy caro. La inversión parental inicial de la mujer es mucho mayor que la del hombre y debe administrarla con gran cuidado.

Cuando queda embarazada difícilmente volverá a tener otro hijo antes de los dos años. Está limitada en el tiempo y en la cantidad de óvulos. Cada óvulo vale oro. ¿Cuál es su estrategia reproductiva? Cuidar cada óvulo y seleccionar cuidadosamente con quien lo va a usar. En el hombre sucede exactamente lo contrario. Cuanto más copula más probabilidades tiene de reproducir sus genes.

Todo lo que hace la mujer tiene la lógica de asegurarse que ha obtenido los mejores genes para su descendencia. Y no hablamos sólo de los genes biológicos, sino también del resto de los rasgos que las mujeres seleccionan para su descendencia. Son los que podríamos llamar genes sociales para distinguirlos de los biológicos.

Los hijos, una vez que nacen, necesitan: protección de los peligros, alimentos, un modelo social de comportamiento y en lo posible, una mejora en el status social .

A los siguientes atributos que atraen a las mujeres los llamaremos ornamentos sexuales:

a) Calidad de los genes.

b) Capacidad de protección.

c) Capacidad como proveedor.

d) Modelo de comportamiento.

e) Mejoría en el status.

Y todos estos ornamentos sexuales han sido desarrollados por el hombre porque son los elegidos por las mujeres.

De estos 5 elementos hay algunos que sólo puede obtener de su pareja sexual: protección, provisión de alimentos y mejoría del estatus. En cambio, los genes y el modelo de comportamiento pueden ser tomados de otros hombres.

Si son hijas habitualmente el modelo de comportamiento es la madre. Si es varón el modelo que puede ser el padre o, más frecuentemente, el hermano varón de la madre. También cualquier otra figura masculina que sea objeto de elección de la madre.

Para explicar el comportamiento de las mujeres debemos además tener en cuenta dos factores: 1. Plazo de la relación 2. Fase del ciclo menstrual

1. Plazo de la relación

El comportamiento de las mujeres depende del plazo de la relación. En las relaciones de corto plazo, por ejemplo las situaciones de infidelidad, las mujeres tienden a elegir hombres varoniles, simétricos, bien formados, deportivos, que son indicativos de buena calidad genética biológica.

En las relaciones de largo plazo se privilegian los aspectos sociales de comportamiento que caracterizan al proveedor, al compañero, al buen padre, al buen socio.

2. Fase del ciclo menstrual

La clase de hombres que eligen las mujeres dependen de la fase del ciclo menstrual. En el período fértil tienden a elegir a hombres varoniles, simétricos, bien formados, deportivos, agresivos. Es decir que tienden a elegir hombres con ornamentos indicativos de una buena calidad genética.

Fuera del período fértil tienden a elegir hombres que se caracterizan por sus rasgos sociales, como la capacidad de ser compañero, buen socio, buen padre y buen proveedor.

En consecuencia los hombres pueden ser muy exitosos en determinadas circunstancias y fracasar miserablemente en otras. Pueden resultar muy atractivos en vacaciones pero todo lo contrario cuando se terminan. Pueden resultar atractivos en el período de fertilidad, pero todo lo contrario en el resto del ciclo menstrual.

Muchas mujeres suelen perder su atractivo sexual cuando empiezan a tomar pastillas anticonceptivas que inhiben la capacidad hormonal. Pero la recuperan al cambiar de método anticonceptivo. Esto explica que algunas mujeres de pronto sean atractivas o dejen de serlo, sin razón aparente.

Es importar darse cuenta que estos comportamientos ocurren fuera de la conciencia, sin que las mujeres y los hombres involucrados sepan porque están sucediendo. Saberlo puede ayudarnos a entender los acontecimientos y tener comportamientos más satisfactorios con menos frustraciones.

Frase resumen:
Cada género busca reproducir sus genes con estrategias diferentes que implican comportamientos totalmente diferenciados.

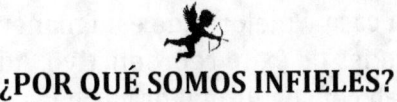

¿POR QUÉ SOMOS INFIELES?

¿Por qué existe la infidelidad en parejas monógamas como las del ser humano?
¿Por qué todos estamos en contra y todos la practicamos o la fantaseamos?
¿Por qué la atracción de ser infiel es casi irresistible?

En todas las culturas y en todas las sociedades del mundo pasadas y presentes ha existido y existe la infidelidad. Esto significa que es una adaptación evolutiva y que es inherente a la especie humana ¿Por qué? ¿Cuál es la función evolutiva de la infidelidad? ¿Para qué está?

¿Por qué los hombres y mujeres del mundo son infieles a pesar de los riesgos que implica para sus matrimonios, sus hijos, su posición social y su bienestar financiero?

La respuesta evolutiva es que la infidelidad otorga ventajas reproductivas a quienes la ejercen.

Mediante la infidelidad los hombres pueden distribuir sus espermatozoides e incrementar las probabilidades de supervivencia de sus genes.

Mediante la infidelidad las mujeres pueden conseguir mejores genes que aquellos que tienen en casa y mejorar de esta manera sus posibilidades de éxito reproductivo. Además, así pueden conseguir mayor variedad genética en su descendencia lo que facilita la supervivencia de su cría.

Esta hipótesis está apoyada por las investigaciones científicas que demuestran que las mujeres tienden a ser infieles en los períodos de fertilidad y que tienden a elegir hombres de rasgos bien masculinos indicadores de buenos genes. También son los más preferidos en relaciones de corto plazo, como por ejemplo durante las vacaciones.

¿Conclusiones? La infidelidad está para quedarse. Hay que aprender a convivir con ella. Es el lado invisible de la Luna. Toda pareja sabe que está ahí pero es extremadamente difícil explicitarla e incluirla en el contrato de la pareja.

En el hombre la fidelidad tiene un valor distinto al que tiene para la mujer. El hombre requiere fidelidad porque no que quiere cuidar genes ajenos. En cambio, para la mujer el principal temor es quedar abandonada y tener así que ocuparse de la crianza sola y con sus propios medios.

El miedo de un hombre es criar hijos ajenos y el de una mujer es criarlos en soledad.

La conclusión es que la infidelidad ha contribuido a nuestro éxito reproductivo durante millones de años. Es decir que su función evolutiva es perpetuar la existencia del género humano.

La infidelidad puede entonces ser vista no como un acto egoísta que hacemos en beneficio propio, sino como un acto altruista cuyo objetivo es mejorar las chances de supervivencia del género humano. Es una traición a nuestras parejas pero es una contribución a la humanidad. Visto así ya no es tan grave.

Según las estadísticas disponibles el 10% de los hijos de un matrimonio no son hijos biológicos del marido. He aquí que el porcentaje de seres humanos discapacitados, la mayoría de ellos por mutaciones genéticas, es también del 10%.

Podríamos pensar entonces que la infidelidad femenina es una manera de compensar las mutaciones genéticas y de asegurar la supervivencia del género humano. Desde este punto de vista los amantes masculinos son entonces dadores de esperma. El mensaje de la mujer es "dejame tus genes y andate que yo me arreglo".

En resumen, la infidelidad en el hombre genera cantidad. La infidelidad en la mujer genera calidad.

¿Se puede suavizar la pulsión a la infidelidad? Una de las maneras es mediante el flirt y la fantasía sexual. El flirt es el seudo cortejo que no tiene fines sexuales. Viene a cumplir la función que el amor cortés tenía en la Edad Media. La fantasía sexual permite la infidelidad sin ofender a la pareja como sería en el caso de un affaire real.

Utilizando muchas de las técnicas de la PNL descriptas en este libro, podemos desarrollar vivencias imaginarias que sirvan para moderar las infidelidades reales mediante fantasías compartidas.

Para los que quieran seguir explorando esta problemática sugerimos ver la película "Doña Flor y sus Dos maridos". Un marido provee protección, alimentos y es buen compañero. El otro provee buenos genes, pero es dominante, agresivo, mal compañero y sería insoportable como marido.

Frase resumen:
La infidelidad puede ser concebida como un recurso de la naturaleza para compensar aquellas fallas genéticas que comprometen la supervivencia de la especie.

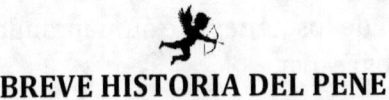

BREVE HISTORIA DEL PENE

¿Por qué el pene tiene la forma que tiene?
¿Por qué existe el prepucio?
¿El tamaño importa?
¿Cuánto más grande mejor?
¿Para qué un glande? ¿
Qué pasó con el báculum (hueso interno del pene)?

El tamaño importa, sin duda. El tamaño del pene es una característica evolutiva porque los seres humanos presentan variaciones en su tamaño (algunos son más grandes y otros más chicos), es un rasgo hereditario y es objeto de selección sexual por parte de la hembra.

El pene de los chimpancés, el primate más cercano al ser humano, es de 5 cm promedio. El nuestro es de 16 cm en promedio. Es decir que el pene aumentó 11cm. en tres millones de años, es decir 40.000 generaciones (estimando 20 años por generación). Si hacemos la cuenta equivale a 1 centímetro cada 3.600 generaciones, es decir 70.000 años. Y algo similar pasó con el ancho.

Este cambio fue generado por nuestras hembras que fueron eligiendo a los machos con penes más grandes y que en el tiempo transmitieron sus genes a su descendencia. Con el curso de las generaciones el tamaño promedio de los penes fue aumentando en forma progresiva.

El tamaño del pene es un ornamento sexual porque fue elegido por las mujeres del mismo modo que los colibríes eligen a las flores por su colorido. El pene del hombre es como es porque así le gusta a las mujeres. En otras especies el pene tiene otra forma, porque a las hembras de esas especies les gusta de otra manera.

Esta selección de las mujeres genera un predominio de los genes correspondientes a penes más grande entre los hombres y un predominio de los genes que gustan de los penes más grandes en las mujeres.

Este apareamiento selectivo establece un vínculo de retroalimentación positiva entre el ornamento sexual y la preferencia de la hembra que llevaría a rasgos cada vez mas exagerados. Es lo que se llama la teoría de la selección desenfrenada. Se establecería así una carrera armamentista entre el crecimiento del pene y las preferencias de la hembra por los penes más grandes.

Entonces, si las mujeres eligen en cada generación los penes más grandes ¿eso significa que el pene del hombre va a crecer ilimitadamente, desenfrenadamente?

Como sucede con todos los atributos sexuales, hay un momento en que los costos evolutivos son mayores que las ventajas evolutivas. En este caso el costo evolutivo es que los penes muy grandes producen dolor en las mujeres y dejan de tener éxito reproductivo.

Las mujeres dejan de elegir a los penes muy grandes (más de 25 cm.) que les producen dolor. En consecuencia, las mujeres con sus elecciones mantienen el pene entre 12 cm y 20 cm.

En resumen: el tamaño importa como lo demuestra su desarrollo evolutivo. Pero más importa porque los hombres piensan que importa. Mucho más que a las mujeres.

El glande está diseñado evolutivamente para expulsar el semen de los competidores que pudieron haber estado antes en el mismo lugar y para estimular a la mujer en la entrada de la vagina de una manera más adecuada. Recordemos que la entrada de la vagina es la zona de mayores contactos nerviosos y de mayor sensibilidad.

Veamos qué pasó con el *báculum*. El báculum es un hueso dentro del pene que tienen la mayor parte de los primates. ¿Por qué y cómo desapareció?

La hipótesis es que una erección que se podía mantener sin hueso era un indicador de buena calidad genética. Esta clase de machos fueron los preferidos por las hembras y en consecuencia el báculum desapareció en el tiempo evolutivo. Un reemplazo moderno del báculum son los consoladores.

Finalmente tenemos el enigma del prepucio. ¿Cuál es la función evolutiva del prepucio? ¿La circuncisión es una manera de contrariar el proceso evolutivo? ¿Una manera de desmentir a Darwin?

La mayoría de los primates tienen prepucio. Si los seres humanos tienen prepucio, según el enfoque evolutivo no hay ninguna duda de que los hombres con prepucio tienen mayor éxito reproductivo que aquellos que no lo tienen.

Si el prepucio existe es porque las mujeres han preferido a los hombres con prepucio. ¿Cuál es entonces la función evolutiva del prepucio? Suponemos que pueden ser varias:

1. Cuando un prepucio no funciona correctamente e impide la erección es un indicador de mutaciones genéticas que las mujeres evitan cuando eligen genes para su descendencia.

2. Cuando se infecta funciona como indicador válido de un organismo que posee genes poco resistentes a las enfermedades infecciosas. Las mujeres tienden a evitarlo.

3. El prepucio tiene terminaciones nerviosas que generan placer y protegen al glande que es la zona de mayor sensibilidad. En consecuencia los hombres con prepucio obtienen mayor placer del acto sexual y tienden a tener más relaciones sexuales y mayor éxito reproductivo.

4. El prepucio roza el clítoris durante el acto sexual y contribuye a la obtención del orgasmo femenino.

Frase resumen:
El tamaño importa, pero básicamente porque a los hombres les importa.

LA SEDUCCION COMO ENTRETENIMIENTO

¿Por qué el ser humano necesita nuevos estímulos en forma permanente?
¿Por qué existe la moda?
¿Por qué el concepto de belleza cambia en el tiempo?
¿Por qué la belleza de ayer es la fealdad de hoy?
¿Por qué la voz de la mujer es más aguda que la voz de los hombres?

Darwin percibió que pequeños cambios en los pájaros funcionaban como un encanto para atraer a las hembras, del mismo modo que los cambios de moda entre nosotros los humanos. Las hembras pájaro prefieren machos pájaro con un mayor repertorio de canciones que posibilitan más diversidad y más novedades atractivas.

El único rasgo de conducta consistente entre todos los primates es el interés en la variedad y la novedad. Del mismo modo, los humanos nos caracterizamos por la búsqueda de sensaciones y de novedades.

Para tener éxito en la seducción el primer requisito es no ser aburrido. Para no aburrir debemos sorprender y para sorprender tenemos que poner en juego todas nuestras habilidades creativas. El hombre en seducción tiene que ser una película que la mujer no haya visto. Ni en el cine, ni en la televisión, ni en video.

El cerebro humano funciona de modo similar a la industria del entretenimiento, que puede ser imaginada como intentos de explorar todos los estímulos que puedan seducir y capturar la atención. Cada libro, cada película, cada video juego, presenta un conjunto de estímulos que intentan seducir y obtener toda la atención de la mente.

Eso mismo deben hacer los seductores: capturar de algún modo la atención del cerebro del otro y transportarlo a un mundo emocional. No cotidiano. Cada salida debe ser un viaje de aventuras. Una exploración de lo desconocido.

El cerebro es una máquina de predicción y en consecuencia los espectadores anticipan el desarrollo de los eventos y evolucionan hacia el aburrimiento. Los entretenimientos deben a su vez evolucionar para mantener su interés. Cuando el entretenimiento no evoluciona el espectador se aburre.

La novedad y la impredecibilidad son dos elementos que hacen interesantes a un candidato potencial. Agregar impredecibilidad a los comportamientos es la única manera de que las señales atraviesen el filtro de la expectativa e ingresen en la atención consciente del receptor.

En el mundo animal, el ejemplo de la gacela eludiendo la caza de la leona es un caso claro de la utilización de la impredecibilidad como estrategia de supervivencia. Si la gacela repite un mismo movimiento evasivo, la leona lo detecta, anticipa el movimiento y logra así capturar a la presa. La impredecibilidad de la gacela es un asunto de vida o muerte.

A este comportamiento generado al azar se lo llama "comportamiento proteano". La seducción debe ser un comportamiento proteano en la que cada parte debe frustrar la anticipación que hace el otro con movimientos inesperados.

En consecuencia, la selección sexual favorece las novedades en las exhibiciones de cortejo. Todos los primates muestran un permanente interés por las novedades y las sorpresas agradables. Los seres humanos no hemos cambiado en este punto, sino todo lo contrario. Esta preferencia por las novedades se llama "neofilia".

La neofilia es una característica evolutiva y seguramente fue adoptada por la selección sexual para formar parejas muy creativas, capaces de generar comportamientos novedosos en forma continua durante los largos años de colaboración necesarios para la crianza de los hijos.

Es decir que la neofilia puede ser concebida como una de las formas de entretenimiento de la vida familiar que permite encarar con mayor entereza las pesadas tareas que implica el cuidado de los hijos y el sostenimiento de una vida familiar.

Otro ejemplo claro de neofilia es la moda. La moda existe porque satisface nuestra necesidad de novedades. Nada hay más alejado que la moda como requisito de supervivencia. Es un desperdicio de recursos. Pero existe.

Donde hay amor hay desperdicio. El amor es caro porque para conseguirlo hay que distraer recursos que de otra manera servirían para la supervivencia. La supervivencia de la especie depende del delicado equilibrio entre los recursos asignados a la supervivencia y los recursos asignados a la selección sexual.

¿Cómo debería funcionar una "exhibición proteana de cortejo"? ¿Qué clase de comportamientos podrían publicitar la impredecibilidad de conducta, la variabilidad y la novedad? Cualquier conducta humana considerada "creativa" podría funcionar: arte, música, humor, lenguaje, metáforas, historias, chistes, baile, religión, moral, filosofía.

Es decir que todas las manifestaciones de la cultura humana podrían funcionar como elemento sorpresivos que capturen la atención e impidan la anticipación de conductas que lleven al aburrimiento. Justamente por esta razón fueron desarrolladas. Porque nuestras hembras prefieren a los hombres que puedan sorprenderlas.

Frase resumen:
El amor es una de las formas del entretenimiento y los que quieren seducir deben ser actores que no deben aburrir a su audiencia.

¿QUE ES UN ORNAMENTO SEXUAL?

¿En qué se fijan las mujeres cuando realizan su elección sexual?
¿Qué las atrae?
¿Qué rechazan?
¿En qué se fijan los hombres?
¿Qué atributos prefieren los hombres?

Los loros tienen colores. Los leones tienen melena. Los ciervos tienen cornamenta. Los pájaros cantan, los sapos se inflan, las luciérnagas generan destellos. Son todos ornamentos sexuales indicadores de aptitud genética que las hembras usan para elegir su pareja sexual.

Cuando más atractivo resulta ser el ornamento, más éxito reproductivo tiene el macho... y también la hembra que lo elige. En la especie humana las cosas no son tan claras porque muchos de los ornamentos sexuales no están a la vista... Veamos donde están:

Los ornamentos sexuales aparecieron evolutivamente como resultado de la selección sexual. Los humanos para conseguir pareja tenemos que hacer el camino opuesto: desarrollar los atributos que elige el otro sexo para ser favorecidos en la decisión. Esta es la misión de este libro. Facilitar el desarrollo de los ornamentos sexuales que nos permitan conseguir parejas sexuales de alto valor genético.

¿Por qué los hombres hacen poesía y escalan al Himalaya? Porque las mujeres eligen a los hombres que hacen sonetos y llegan a la cumbre de la montaña más alta del mundo.

Todos los rasgos más sobresalientes del ser humano como especie son ornamentos sexuales desarrollados como consecuencia de la selección de las mujeres. Atributos como el lenguaje, la poesía, la literatura, los deportes, la religión, la moral, la filosofía. En resumen, todo lo que es humano.

Parece mentira, pero todo se lo debemos a la mujer. Todas esas habilidades son demasiadas elaboradas y costosas para ser justificadas por la supervivencia. Nada de eso hace falta para sobrevivir. Seguramente no hacer poemas o escalar el Himalaya.

La única opción que queda es aceptar que evolucionaron como lo hicieron para poder cortejar y conseguir madres para perpetuar nuestros genes. Y evolucionaron de ese modo porque las mujeres así lo decidieron,

Los hombres también elegimos. Básicamente elegimos pechos y traseros que son indicadores de buen valor genético y de una buena capacidad maternal. Los pechos y nalgas no son los ideales de belleza de Platón sino indicadores confiables de juventud, salud, fertilidad, simetría y reservas adecuadas de grasa.

Veamos ahora como deben ser los ornamentos sexuales para ser atractivos para el sexo opuesto.

Todo ornamento sexual debe ser caro para que funcione como indicador de valor. Si es barato no es confiable porque cualquiera lo tiene. Debe ser caro para que los que tienen baja aptitud no puedan pagarlo. Por eso las mujeres prefieren pasear en un Rolls Royce antes que un Fiat Brío y recibir un anillo de diamantes antes que un kilo de lomo de alto valor nutritivo.

La simetría es una buena señal de calidad genética. Los animales simétricos han rechazado con éxito a los parásitos y microbios que afectan a una parte del cuerpo y dejan sin atacar a otra.

Los hombres simétricos tienen relaciones cuatro años antes, tienen más parejas sexuales y también consiguen más relaciones adúlteras.

Los pechos, las manos y las orejas de la mujer se hacen más simétricos durante la ovulación, que es cuando necesitan atraer a los machos.

Otro factor de atracción para los hombres es la relación cintura/cadera que en las mujeres atractivas debe ser 0,7. Es decir que si la cadera mide 100 cm. la cintura debe medir 70 cm. Esta proporción está incorporada como percepción y los hombres se sienten atraídos cuando está presente. En la ovulación esta proporción aparece con más fuerza.

En los hombres dicha relación es de 0,9 igual que en las preadolescentes y en las post menopáusicas. Estas mujeres son percibidas como de bajo atractivo sexual.

Las mujeres son curvilíneas porque de esa manera tienen más probabilidades de tener descendencia dado que la existencia de grasa en los lugares adecuados indica la presencia de estrógeno junto con la testosterona. Las mujeres que no cumplen con esta proporción tienen más dificultades para quedar embarazadas, conciben más tarde y tiene más abortos espontáneos.

Los hombres prefieren mujeres jóvenes porque tienen ventajas reproductivas. Las mujeres jóvenes de piel suave, dientes blancos, ojos brillantes, pelo resplandeciente, músculos firmes, cuerpo ágil y personalidad atractiva tienen más probabilidades de ser sanas y enérgicas para dar a luz y criar a los hijos.

La capacidad de ver colores evolucionó por la necesidad de detectar los frutos que publicitan su madurez con colores brillantes para atraer primates y pájaros. Cada fruto debe competir con el fruto del árbol vecino para poder atraer la atención de los primates. En consecuencia, el color de la fruta es una exhibición sexual.

Por eso las mujeres usan colores vivos y los hombre se siente atraídos por las mujeres que los usan.

La belleza es el nombre que le ponemos al valor genético percibido en el otro. Es por eso que el concepto de belleza fue cambiando en el tiempo. Porque las calidades genéticas para la supervivencia también fue cambiando porque el contexto fue cambiando. Recordemos que cada gen de los 80.000 que tenemos es una respuesta a una amenaza de supervivencia.

Frase resumen:
La genética es belleza y la belleza es genética.

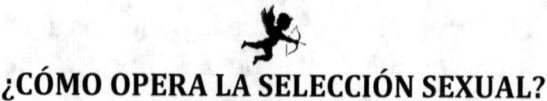

¿CÓMO OPERA LA SELECCIÓN SEXUAL?

¿Por qué los hombres se enamoran a veces sólo con la mirada?
¿Por qué las mujeres necesitan hablar para enamorarse? ¿Por qué las mujeres se enamoran de hombres que les regalan diamantes?
¿Por qué a las pavas reales le gustan los pavos reales con colas grandes, brillantes, con muchos círculos y con iridiscencias?

La selección sexual es sin duda la fuerza más creativa de la evolución. Nuestra única opción de pasar nuestros genes a la próxima generación es satisfaciendo las preferencias sexuales de la otra parte. Hay muchas maneras de atraer a la pareja sexual. Cada especie tiene las suyas. Las hembras eligen buenos genes a través de señales visibles y costosas que desarrollan los machos y que funcionan como avisos publicitarios.

Todo lo que somos está pensado, diseñado y construido para satisfacer las preferencias sexuales de nuestros candidatos. Nos atraen las caras y los cuerpos hermosos y también el sentido del humor, la bondad, la inteligencia y un status social importante.

 Entonces los ornamentos sexuales que tienen beneficios para la reproducción prosperan. Los otros no. Aquellos ornamentos que no atraen son costo puro y no prosperan.

Una especie puede ser pensada entonces como un sistema consensuado de elección de pareja. El ser humano ha tenido, como especie, un éxito de supervivencia enorme porque hombres y mujeres se pusieron muy de acuerdo en este punto. Nuestras hembras han sido las responsables del extraordinario desarrollo de la especie humana. Todos los logros de nuestra especie han sido posibles gracias a las elecciones sexuales de nuestras mujeres. El lenguaje, la música, el arte, la poesía, la religión, la moral, son rasgos han sido desarrollados por los hombres para satisfacer los criterios de selección sexual de nuestras mujeres.

Y los hombres han dado la talla. Han podido desarrollar los atributos que las mujeres preferían. La maravillosa historia del desarrollo del ser humano pasa a ser entonces apenas la historia de la lucha por conseguir los mejores genes. Eso es todo.

Es difícil imaginar que la filosofía se desarrolló como instrumento de seducción. Pero así fue.

El arte se ha desarrollado por la selección sexual, más allá de las funciones ideológicas del arte o de las motivaciones del artista. Las mujeres prefieren hombres que estén en condiciones de expresarse a través de la pintura, el teatro la literatura, la danza.

Todos los deportes competitivos, la pelea, la guerra, son parte de la exhibición sexual y son una consecuencia de la competencia en la obtención de los mejores genes.

Cuando el hombre empezó a caminar hace 4 millones de años, las mujeres evolucionaron para tener depósitos de grasa en las nalgas y en los pechos. Grasa que no interfería con el sol caliente del África. Esta existencia de grasa equivale al uso de colores de los animales como un aviso publicitario del valor genético.

Los hombres tienden a elegir mujeres con pechos y nalgas prominentes porque son indicadores de buena genética y capacidad maternal.

La aptitud genética es entonces codificada como belleza por el hombre. Cuando un hombre dice "qué culo tiene esa mujer" el verdadero mensaje es "que buenos genes debe tener".

Lo mismo hacen las mujeres. Los rasgos masculinos que son atractivos revelan la aptitud genética del hombre, es decir su capacidad de generar hijos más aptos para la supervivencia.

Como la genética es para cada uno de nosotros un dato invariable y fijo, lo único que podemos hacer para seducir mejor es desarrollar las habilidades que valora el sexo opuesto.

Los hombres podemos elegir ser deportistas, andinistas, músicos, filósofos, escritores, poetas, etc.

Las mujeres pueden desarrollar con gimnasia y cirugía los atributos que los hombres valoran.

Para entablar relaciones a largo plazo también son útiles habilidades intelectuales que permiten formar sociedades conyugales duraderas.

Frase resumen:
Los ornamentos sexuales tienen un costo que debe ser compensado con ventajas en la selección sexual.

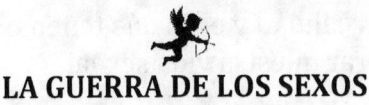

LA GUERRA DE LOS SEXOS

¿Por qué vivimos permanentemente con la sensación de que hay dos mundos, uno de hombres y otro de mujeres?
¿Por qué hay siempre un clima de tensión entre géneros? ¿Por qué los hombres dicen "quién entiende a las mujeres"? ¿Por qué las mujeres dicen" quién entiende a los hombres"?

Todo el proceso de desarrollo de la especie humana ha sido el resultado de la competencia por los mejores genes. La relación entre los sexos es similar a la relación entre Montescos y Capuletos en la historia de Romeo y Julieta. Es una tensión permanente que lleva a cada uno de los sexos a evolucionar en función de las preferencias del otro. Es lo que llamamos la guerra de los sexos.

Los hombres compiten entre sí por mujeres de calidad y las mujeres compiten entre sí por machos de calidad. Es decir que la guerra de los sexos incluye también a la competencia de hombres con hombres y de mujeres con mujeres. Es una guerra de todos contra todos.

¿La preferencia sexual es la causa o es el resultado de la evolución? Es como la discusión entre el huevo y la gallina. Lo que tenemos que saber es que las mujeres prefieren ciertos atributos y los hombres también. Esto es un dato de la realidad y es lo que tenemos que usar para mejorar nuestra vida sexual.

Así como los genes evolucionan para obtener la melena del león que atrae a sus hembras, nuestras mujeres eligen, además de buenos genes, atributos tales como la moral, la creatividad, el arte, la, la generosidad, la capacidad de mantener una conversación interesante, el encanto, el humor y la capacidad de proveer alimentos, protección y status social. El lenguaje también apareció por selección sexual.

De todos estos atributos los únicos que sirven para la supervivencia son los genes y la capacidad de proveer alimentos y protección. El resto de dichos rasgos no tiene valor de supervivencia. Solo sirven para el cortejo.

Cuando alguien elige un rasgo en desmedro de otros genera hijos que probablemente heredarán ese rasgo. Esos cambios se llaman adaptaciones. Toda adaptación proviene de la selección natural como ventaja de supervivencia o de la selección sexual como ventaja reproductiva.

El extraordinario desarrollo de la especie humana se debe a que pudimos desarrollar habilidades únicas que otras especies no pudieron desarrollar. Toda adaptación tiene una función evolutiva. Aquellos que la adquieren tienen una ventaja competitiva.

Las hembras se adaptan a los machos y los machos a las mujeres. Las preferencias sexuales se adaptan a los adornos sexuales y a su vez, los adornos sexuales se adaptan a las preferencias sexuales.

Las mentes más rápidas, con mayor humor y más generosas de espíritu atrajeron más parejas sexuales. Esta reiteración de preferencias fue haciendo mentes cada vez más rápidas y generosas. Somos el resultado de experimentos genéticos realizados durante millones de años y los genes que quedaron fueron elegidos por selección sexual. Nosotros hacemos ahora exactamente lo mismo.

Y todo lo que ha desarrollado el hombre, lenguaje, arte, música, humor, literatura, es para conseguir mujeres. Porque las mujeres manifestaron su preferencia por esos rasgos.

Cuando vemos un andinista que se saca una foto en la cumbre del Himalaya tenemos que pensar que es un aviso publicitario que promociona sus genes. Lo mismo con los pintores, escritores, artistas, físicos, matemáticos y todo aquel que obtiene logros extraordinarios.

 Todo logro extraordinario de una persona puede ser interpretado como un aviso publicitario que dice: "Yo soy tu mejor pareja sexual. Tengo los genes que estás buscando. Los mejores de plaza."

Hay una frase de Einstein: "todos los descubrimientos en el mundo de la Física que una persona no haga antes de los 35 años, ya no lo hará posteriormente". La explicación más probable es que los descubrimientos tienen el propósito de demostrar el valor genético en la etapa de búsqueda de pareja sexual. Después ya pierden su sentido.

Así se establece el mercado de genes, un mercado muy competitivo en el que hombres y mujeres se disputan los mejores genes mediante campañas publicitarias. Una de las ideas que promociona este libro es la necesidad que aprendamos a redactar y publicar esos avisos. También debemos aprender a leer los avisos de los candidatos potenciales para saber si dicen la verdad o si mienten.

Lo mejor es no mentir. No por un principio moral sino por una razón egoísta. Los que tienen más éxito son los que dicen la verdad. No debemos aprender a manipular los avisos sino a decir la verdad. Nuestros genes sobrevivieron millones de años. Llegaron hasta aquí, no por casualidad.

Todo lo que tenemos que hacer es mostrarlos en forma positiva para que sean apreciados en su justo valor.

Debemos aprender a mostrar la mejor versión de sí mismos.

La guerra de los sexos tiene una primera etapa que se llama cortejo en el que los hombres y las mujeres compiten en el mercado de los genes para negociar acuerdos sobre la conformación de los equipos que van a competir por la supervivencia. Cada una de las partes aporta el 50% y pretende armar el mejor equipo posible.

A través de la guerra de los sexos los genes eligen a otros genes que a su vez eligen a otros genes y así sucesivamente. Nosotros estamos en una fase de ese proceso que ya dura 5.000.000 de años. Nuestro cortejo y selección sexual contribuirá a ese proceso para que duren otros 5.000.000 de años.

Una segunda etapa de la guerra de los sexos proviene de la enorme disparidad que hay entre la inversión parental del padre y la inversión parental de la madre.

Los nutrientes iniciales están en el óvulo aportado por la madre. Los machos envían espermatozoides con puro ADN sin ningún valor nutritivo. Son cohetes con carga solamente genética, diseñados exclusivamente como torpedos de submarino. Su única finalidad es competir con los otros espermatozoides e impactar en el óvulo para fecundarlo.

El mercado de espermatozoides es mucho más competitivo que el de óvulos. El esperma es abundante, el óvulo es caro y escaso.

Las mujeres invierten en el óvulo, en el embarazo, en un año de amamantamiento y en 3 años de acompañamiento cuerpo a cuerpo. Los hombres invierten 10 minutos de cópula y una cucharita de semen. Las mujeres pueden tener normalmente un hijo cada 2 años. Los hombres todas las noches. Para los genes masculinos el sexo es el portal hacia la inmortalidad. Por eso se toman tantos riesgos.

La diferencia entre la inversión de la madre y del padre es un motivo de tensión en la pareja y tiene una presencia habitual en el escenario de la guerra de los sexos.

En consecuencia, las madres invierten más tiempo y más energía en conseguir genes de calidad superior al valor promedio, para que sus hijos puedan tener genes de calidad superior al promedio, que a su vez tengan más probabilidad de sobrevivir y reproducirse.

Los hombres invierten más tiempo, energía y riesgos en el cortejo sexual, invierten menos en cuidados paternales, son más proclives a tener relaciones sexuales más tempranas con mayor cantidad de parejas y son menos selectivos que las mujeres.

Es por esto que cada comportamiento, visto desde la vereda opuesta, parece inexplicable y contribuye a fomentar la guerra de los sexos.

Frase resumen:
La tensión entre sexos es lo que hace la vida
posible y debe ser vista como una oportunidad,
no como un problema.

EL CEREBRO ES UN ORNAMENTO SEXUAL

¿Por qué tantas mujeres dicen que el cerebro es el instrumento sexual más importante?
¿Por qué los poetas, músicos, filósofos, escritores tiene tanto éxito con las mujeres?
¿Por qué la inteligencia es sexy?

El cerebro pasó de 500 gr a 1.500 gr. en un millón de años simplemente porque las mujeres elegían a los hombres con cerebros más grandes ¿Por qué? Porque los cerebros más grandes podían hablar mejor, cantar mejor, decir cosas más inteligentes. Estas habilidades eran las preferidas por nuestras hembras. En consecuencia nuestro cerebro es un adorno sexual porque se ha desarrollado evolutivamente para satisfacer la demanda de las mujeres.

En un millón de años nuestro pene erecto pasó de 5 cm promedio a 16 cm promedio. Y el cerebro pasó de 0,5 Kg. a 1,5 Kg. Todo porque a las hembras les gustaba así.

El cerebro humano es un artefacto increíble. Tiene un volumen medio de 1.400 centímetros cúbicos. Esto significa que es más de tres veces mayor que el cerebro de 400 centímetros cúbicos del chimpancé y casi tres veces mayor que el cerebro del gorila, de 500 centímetros cúbicos. Pesa aproximadamente unos mil quinientos gramos con alrededor de veinte billones de pequeñas neuronas, cada una de las cuales transmite corrientes eléctricas a las neuronas de su entorno. La cantidad de neuronas que contacta cada una oscila entre mil y cien mil.

En los seres humanos, con alrededor de 100.000 genes, los que están dedicados a la conformación del cerebro son alrededor de 50.000. En consecuencia el cerebro requiere un porcentaje muy significativo del genoma hereditario de un ser humano.

Nuestro cerebro es el 2 por ciento en peso de nuestro cuerpo pero consume el 40% de la glucosa en sangre. Por eso cuando usamos mucho la cabeza nos sentimos tan cansados y nuestras facultades mentales empiezan a disminuir.

Los comportamientos que generan los cerebros grandes funcionan como un indicador muy sensible para las hembras, que no pueden dejar de tener muy en cuenta dicho factor en el proceso de selección sexual.

Ningún comportamiento humano normal es posible si el cerebro está enfermo, dañado, herido o hambriento. En consecuencia, puede funcionar como un indicador confiable para las mujeres y a su vez puede ser desarrollado por el hombre con el objeto de ser utilizado para el cortejo.

Suponemos que los cerebros de los homínidos comenzaron a expandirse originalmente por selección natural debido a una mejoría de la habilidad para hacer herramientas y a una mayor inteligencia social. Es decir que aparecieron porque favorecían las probabilidades de supervivencia.

Es probable que posteriormente la selección sexual haya secuestrado la evolución del cerebro. Es decir que el crecimiento del cerebro comenzó porque mejoraba las posibilidades de supervivencia, pero las mujeres detectaron el nuevo atributo y empezaron a elegir hombres que lo tuviesen. Es decir que con la selección natural comenzó el desarrollo del atributo, pero luego la selección sexual tomó su lugar y la reforzó.

Lo mismo es probable que haya sucedido con el lenguaje. Comenzó como una herramienta que contribuía a la coordinación del equipo en las tareas de caza y a la captura de los animales. Cuando fue detectado por las mujeres se desarrolló por la selección sexual.

Todas las habilidades que caracterizan al ser humano y que residen en el cerebro como la música, el arte, la moral, la religión, el sentido del humor, el teatro y la literatura se desarrollaron por dos causas: la selección natural y la selección sexual. Muchas de ellas comenzaron por la selección natural y apenas percibidas por las hembras pasaron a su repertorio de preferencias y se integraron a la demanda de ornamentos sexuales.

Además los cerebros son sistemas que evolucionaron de modo de generar impredecibilidad en ciertas condiciones de competencia y cortejo. La impredecibilidad es la mejor herramienta para contrarrestar la capacidad predictiva del otro. Los demás cerebros tienen a predecir la conducta del otro y si aciertan, se aburren.

La impredecibilidad genuina es la mejor defensa contra la lectura de mente predictiva. Por ejemplo, en el reino animal las gacelas cambian de dirección erráticamente para evitar a los depredadores, igual que los sistemas electrónicos de los aviones que generan rutas de vuelo erráticamente para evitar a los misiles guiados.

Esta modalidad de funcionamiento que posibilita la impredecibilidad es la ya descripta estrategia proteana. El nombre proteano tiene su origen en el dios griego de la mitología llamado Proteo, que elude la captura cambiando continuamente y de manera impredecible su forma y comportamiento.

Hay muchas analogías entre el comportamiento proteano en los animales y las impredecibles fintas de los seres humanos en los deportes y en los métodos azarosos usados en estrategia militar. Esta situación se pone en evidencia en casos de acoso sexual e intentos de violación. Pero donde más se luce es en el cortejo. La capacidad de sorprender a la otra persona es una habilidad esencial para tener éxito.

Nadie puede seducir a nadie si el otro se aburre. No aburrir es una función del cerebro.

Como en todos los demás rubros de la guerra de los sexos, el desarrollo de esta competencia resulta en una carrera armamentista entre las capacidades de predecir y anticipar el movimiento de la otra persona y las capacidades de generar comportamiento proteano.

La variedad genética que implica el sexo es también una estrategia proteana porque mezcla genes de manera impredecible y confunde a parásitos y agentes patógenos.

La mente es entonces un sistema de entretenimiento que apela a las preferencias de otras mentes. Los hombres intentamos atraer a las mujeres con nuestras mentes, no solo con cuerpos musculosos y voces resonantes.

La mente es un órgano extraordinario, muy sofisticado,

muy inteligente y flexible, que alcanzó el nivel presente de eficiencia mediante un proceso evolutivo que llevó millones de años y que está presente materialmente en los tres cerebros que operan de manera simultánea: el cerebro reptiliano, el límbico y el neo córtex. Los tres cerebros están interconectados a nivel neuronal y bioquímico. Cada uno controla distintas funciones de nuestro cuerpo, afectando directamente a nuestra salud, bienestar, rendimiento personal, profesional o académico.

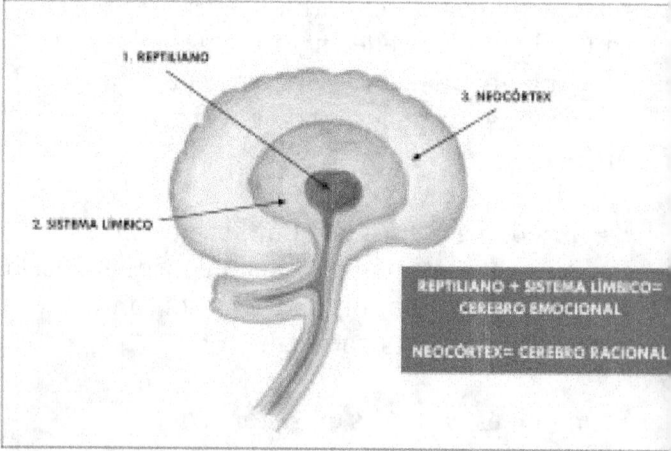

La combinación de las tres zonas en un conjunto integrado de habilidades cognitivas, visuales y lingüísticas, con un trasfondo de impulsos e instintos animales, ha hecho posible llegar al maravilloso sujeto que es el ser humano, prueba suprema de las capacidades evolutivas de la naturaleza.

Frase resumen:
El cerebro es nuestro principal órgano sexual. Hay que cuidarlo, mimarlo y desarrollarlo.

¿PARA QUÉ LA PNL?

¿Cómo podemos mejorar nuestras habilidades de seducción? ¿Cómo hacemos para ser lo que queremos ser? ¿Cómo hacemos para entregar la mejor versión de nosotros mismos? ¿Cómo modificamos aquellos comportamientos repetitivos que llevan inevitablemente a los mismos finales no felices?

Sugerimos al lector que haya llegado hasta este capítulo a investigar la técnica de la PNL (Programación Neuro Lingüística) como instrumento para mejorar sus capacidades de seducción. Esta técnica permite introducir recuerdos y experiencias en nuestra mente para modificar nuestros comportamientos tan influidos por la herencia genética.

En nuestra vida diaria, cada vez que reaccionamos ante algún estímulo o realizamos cualquier actividad, recurrimos a nuestro caudal de experiencias pasadas.

Por ejemplo: Quizás seas la clase de hombre que ve una mujer hermosa, atractiva y queda bloqueado. Aparece un sudor frío. Empieza a sudar. Su lengua se traba. Se queda paralizado. La mujer de sus sueños desaparece de su vista bajo su total impotencia. Ni siquiera tuvo la oportunidad de ser rechazado. Se rechazó primero a sí mismo. Este comportamiento es un programa preestablecido. Es una conducta basada en los genes, en la influencia de la familia, de la sociedad y en eventos azarosos que fueron moldeando la personalidad.

Nuestro pasado condiciona nuestro presente y nuestro futuro. Con ayuda de la PNL podés cambiar tu pasado para poder cambiar tu presente. Podés intervenir sobre tu percepción actual de algo que sucedió en el pasado y modificarlo introduciendo nuevas imágenes, sonidos y sensaciones internas,

Con la PNL podemos intensificar los recuerdos positivos para que tengan más influencia en nuestro comportamiento y minimizar el aspecto nocivo de esos malos recuerdos que muchas veces fueron el punto de partida para desarrollar alguna creencia limitadora en nuestra vida.

Nuestra propuesta de cambio no consiste en sugerencias, tips, ni recomendaciones sobre lo que hay que hacer o dejar de hacer. Está basada en la modificación de las experiencias e imágenes del pasado que impiden desarrollar nuestro potencial. Consiste en remover los obstáculos que nos impiden entregar la mejor versión de nosotros mismos para convertirnos no sólo en lo que podríamos ser, sino en lo que queremos ser.

¿Cómo se define la PNL? Es el estudio de la experiencia humana subjetiva, de cómo organizamos lo que percibimos, cómo revisamos y filtramos el mundo exterior mediante nuestros sentidos y cómo transmitimos nuestra visión del mundo a través del lenguaje.

Con la PNL podemos ser más libres, más independiente del pasado y eliminar los condicionamientos genéticos, culturales y las experiencias negativas que influyen en nuestras conductas.

Con la PNL podemos transformar aquellas situaciones vitales que marcaron profundamente nuestra identidad durante nuestra primera infancia o nuestra juventud. Es decir que podemos reescribir la historia de nuestra vida,

Las técnicas PNL funcionan gracias a una particularidad que posee nuestro cerebro: no puede diferenciar entre las experiencias reales y la representación mental volitiva de experiencias imaginarias.

Es decir que no puede distinguir entre los recuerdos de las vivencias y la construcción interna de fantasías. Es cierto que mientras nos hallamos despiertos somos capaces de distinguir entre la realidad y la fantasía, pero es igualmente cierto que muchas veces pensamos en hacer algo y luego no recordamos con certeza si lo hicimos o sólo lo imaginamos.

El ejemplo típico es la confusión que tenemos a veces cuando intentamos recordar el lugar donde dejamos el coche estacionado, si cerramos la llave de gas o si pusimos el pasaporte en la valija.

La confusión se basa en la dificultad de distinguir entre lo que hicimos realmente y lo que pensamos en hacer.

La PNL basa sus propuestas de modificación en la aparente imposibilidad de discriminar entre lo real y lo imaginado.

Nuestro comportamiento está basado en gran medida en nuestras experiencias pasadas que nos indican lo que podemos hacer y lo que creemos que no podemos hacer.

Modificando los recuerdos podemos modificar nuestras conductas. Cambiando el pasado podemos cambiar el futuro.

El cerebro es un órgano tan maravilloso y sutil que está en condiciones de programarse a sí mismo para cambiar el comportamiento de su portador. Sería equivalente a una computadora que puede programarse a sí misma para desarrollar las operaciones que ella misma decidió.

Si vos sos ese hombre que se paraliza ante una mujer hermosa podés cambiar ese programa. Podrías acercarte a las mujeres sin anticipar su rechazo. Podrías darte una oportunidad. ¿Por qué no intentar un sí dado que el no ya está de todos modos concedido? ¿Por qué no hacerlo? Se dice fácil pero se hace difícil.

Tendrías que cambiar el programa de rechazo por el programa de aceptación, modificando algunas experiencias de tu pasado que te condicionan a pronosticar el rechazo.

Para esto sirve la PNL: para liberarse del destino. Aceptar que uno no está condenado a seguir siendo lo que es. Que uno puede elegir un nuevo comportamiento, si así lo desea.

Saber es poder. No saber es no poder. La ignorancia es impotencia.

Los seres humanos también aprendemos nuevas conductas observando e imitando a nuestros congéneres. Esta técnica, que llamamos modelado, consiste en analizar las aptitudes o estrategias de una persona eficaz con el fin de acceder a sus recursos e integrar su manera de actuar en nuestro propio repertorio.

La capacidad humana de aprendizaje trasciende igualmente las capacidades de las personas de nuestro entorno: somos capaces de adquirir los recursos que aparecen en los relatos, películas, noticias y telenovelas.

Cada relato, cada historia que escuchamos es una fuente de recursos alternativos que se suman a los que ya teníamos. Es por eso que nos pasamos el día escuchando historias. Es para adquirir recursos y generar opciones para resolver nuestros problemas.

Con la PNL vamos a generar opciones de comportamientos. Conductas que podemos convocar en cada circunstancia. Cuando más opciones tengamos más éxito tendremos en la seducción y en la vida.

El desafío en la vida debe ser evitar la compulsión a la repetición. La PNL nos ayuda a concebir opciones para que la repetición de conductas deje de ser inevitable.

Frase resumen:
Si cambiamos el pasado podemos cambiar el futuro.

FIN

Estimado lector:
Si llegó a esta página, probablemente este libro le haya interesado. Si es así, le pido por favor que escriba un comentario del libro en el siguiente link:
http://amzn.to/2kO49FP

Es importante, porque como autor me permite conocer la opinión de mis lectores y alienta a que otros posibles lectores se decidan a leerla. Muchas Gracias Lazaro Droznes

OTRAS OBRAS DEL AUTOR:

ANGELES RECOLETOS
Los muertos reviven la historia argentina en la

Recoleta
http://amzn.to/2lA2zeW

ASTOR & NADIA
El encuentro de Astor Piazzolla con Nadia Boulanger
que cambió el tango
http://amzn.to/2mcJJqU

AUN MÁS CHISTES VERDES, AUN MÁS CORTOS Y AUN
MÁS PENE...TRANTES
Tercer volumen de la serie de libros con los mejores
chistes verdes de una sola frase.
http://amzn.to/2u6LFti

CANTANDO COMO LA CIGARRA
Vida y canciones de Maria Elena Walsh
http://amzn.to/2kNM7U3

CARTAS DE AMOR de INGMAR & LIV
La hermosa historia entre Liv Ullman e Ingmar
Bergman
http://amzn.to/2kCMEcy

CHE COMANDANTE
Revolucionario o aventurero?
http://amzn.to/2lx7oFu

CHE FAUSTO
El pacto de Enrique Santos Discépolo con el Diablo

http://amzn.to/2m1G547

CHE GARDEL
Comedia musical del eterno zorzal
http://amzn.to/2kXd8Fw

CHISTES VERDES, CORTOS Y PENE...TRANTES
Los mejores chistes en castellano. Bien verdes y de una sola frase
http://amzn.to/2khNZtF

CHISTES CORTOS DE UNA SOLA FRASE SIN PREPUCIO

El mejor humor judío para leer sin culpa
http://amzn.to/2AqCmo5

DA VINCI ENAMORADO
La interminable historia de amor de Da Vinci y Mona Lisa
http://amzn.to/2kX8nf6

DESNAZIFICANDO A LENI
La historia de Leni Riefenstahl en la Alemania nazi
http://amzn.to/2mcyM8K

DIVINA DIVA
Vida y arias de María Callas
http://amzn.to/2kXnghe

EJERCICIO PLÁSTICO
La increíble historia del mural de David Siqueiros por encargo de Natalio Botana
http://amzn.to/2kXnqVX

EL FABRICANTE DE VERMEERS
La increíble historia de Hans van Meegeren, el falsificador de Vermeers
http://amzn.to/2lxa3PC

EL SÍNDROME DE ESTOCOLMO
La increíble historia del secuestro de Jorge Born que obtuvo el rescate más alto de la historia moderna y que 23 años después se hicieron amigos y socios-
http://amzn.to/2kC4pfH

ESCUELA DE SEDUCTORES
Ideas, humor y ejercicios para mejorar la inteligencia sexual
http://amzn.to/2mcSbXq

FREUD ENAMORADO
Sigmund Freud y sus mujeres
http://amzn.to/2jGHHQq

HITLER VS STALIN
El pacto Ribbentrop-Molotov
http://amzn.to/2jaRkXS

IMAGINE
Vida y canciones de John Lennon
http://amzn.to/2kjA71Y

JUAN MOREIRA
Mimodrama de circo criollo.
http://amzn.to/2iJcOhS

JUICIO A JESUS
El juicio exprés que cambió al mundo
http://amzn.to/2u6n3AE

JUNG ENAMORADO
Las mujeres de C.G.Jung
http://amzn.to/2kXuQIM

LA MONJA JUDÍA
Edith Stein: judía, atea, filósofa, feminista, católica, monja, mártir, santa y co- patrona de Europa
http://amzn.to/2m1CLpv

LA PASION DE EVA PERON
El mito de Orfeo recreado por Juan Domingo Perón y su mujer Evita
http://amzn.to/2mcKhxd

LA PASIÓN SEGÚN GARDEL
Vida y canciones del inmortal Carlos Gardel
http://amzn.to/2kXyFO6

LAS ZONAS GRISES
El mundo vs. Eichmann
http://amzn.to/2lYmrcf

LOU ANDREA SALOMÉ
La musa de Nietzsche, Rilke y Freud
http://amzn.to/2mcDnYS

LUCA VIVE. THE FUCKING MUSICAL
Vida y canciones de Luca Prodan
http://amzn.to/2lAhIgn

MACBETH EN SAN VICENTE
Crónica de un golpe de Estado en democracia
http://amzn.to/2lxkeUp

MARTIN FIERRO: EL MUSICAL
La obra de José Hernández convertida en comedia
musical
http://amzn.to/2lYypmo

MÁS CHISTES VERDES, MÁS CORTOS Y MÁS
PENE...TRANTES
Segundo volumen de los mejores chistes verdes de
una sola frase para practicar sexo oral en casa y ...
verdes cortitos y al pie
http://amzn.to/2m1Tau0

MISCELANEA POETICA
Recopilación de piezas poéticas del autor
http://amzn.to/2lYyuGw

MI NAZI FAVORITO
El mito de Albert Speer, el nazi bueno.
http://amzn.to/2sUaDf2

NO, NO ME ARREPIENTO DE NADA
Vida y canciones de Edith Piaf
http://amzn.to/2kO9jS5

NORA EN AUSCHWITZ
La visita de la Cruz Roja al campo de concentración de
Terezin en Junio de 1944
http://amzn.to/2mcIs3p

PADRE NAZI, HIJO JUDIO
La increíble historia del hijo de un héroe de guerra
alemán que se convirtió al judaísmo y emigró a Israel.
http://amzn.to/2nqQoTS

PENEDRAMA
Grupo de terapia para penes en pena
http://amzn.to/2lAlCpC

PERON&EVITA. Cartas de Amor:
La extraordinaria historia de María Eva Duarte de
Perón
http://amzn.to/2mcZK0g

RAPSODIAS PORTEÑAS
Vivencias de un porteño del Siglo XXI
http://amzn.to/2lYywhE

SANDRO DE FUEGO
Vida y canciones de Sandro
http://amzn.to/2m1QQU5

SI,SEÑORA
Historia de la mucama que quería ser señora
http://amzn.to/2lxmXND

SOMOS TODOS CARTONEROS
Una historia de amor en la basura de Buenos Aires

http://amzn.to/2mcQNnF

TANGOS PROSTIBULARIOS
Tangos pornográficos para calentar la pava antes de

tomarse el mate
http://amzn.to/2kXA8Ef

TANGUEDIAS PORTEÑAS
Tangos, valses y milongas de nuestro Buenos Aires querido
http://amzn.to/2lYJnZ5

TANGUITO EL MUSICAL
La trágica vida de Tanguito, uno de los fundadores del rock nacional argentino
http://amzn.to/2lYQQHJ

TANTAS VECES ME MATARON
Vida y canciones de Mercedes Sosa. Nuestra Negra

http://amzn.to/2md3P4x

TERAPIA DE CLÍTORIS
Reflexiones y sugerencias de un grupo de terapia
http://amzn.to/2kXWlMR

TODOS VAN AL TABARIS
Casablanca en la Buenos Aires de Perón
http://amzn.to/2kY4o1K

YO ELVIS. CONDENADO AL ÉXITO
Vida y canciones de Elvis Presley
http://amzn.to/2kCJmK6

YO SOY GILDA
Vida y Canciones del Mito
http://amzn.to/2lxJYQo

YO, EL ANGEL AZUL
Vida y canciones de Marlene Dietrich
http://amzn.to/2m2ae3f

YO, EL POTRO
Vida y canciones de Rodrigo Bueno
http://amzn.to/2kXQI74

YO, PAVO REAL
Diversidad cultural en los negocios
http://amzn.to/2kXLjNi

YO, ESA MUJER
Enigmas y revelaciones de Eva Perón
http://amzn.to/2sE5ELb

MAS INFORMACION EN EL SITIO DEL AUTOR:

www.lazarodroznes.com

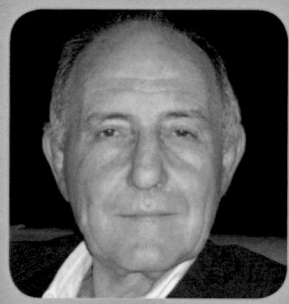

El 60% de los hombres desean mejorar su vida sexual, en tanto que la cifra para las mujeres que desean lo mismo es el 50%. El problema es: ¿cómo hacerlo?

El sexo es sin duda uno de los grandes enigmas del ser humano.

Todo lo que sucede en las relaciones sexuales parece inexplicable: las relaciones simplemente suceden, algunas personas tienen mucha atracción sexual, otras muy pocas, las pasiones llegan y se van, la infidelidad presenta un atractivo irresistible, dura poco. Y la lista de interrogantes es interminable...

Este libro presenta un enfoque evolutivo de las relaciones sexuales basado en que todas las conductas sexuales está motivadas por el propósito de reproducción de los genes. Los seres humanos son las plataformas de reproducción de los genes y si podemos saber que quieren los genes podremos saber cómo mejorar nuestra vida sexual

¿Está Usted preparado para aprender las respuestas a las siguientes preguntas?:

¿Por qué el amor no dura para siempre?
¿Por qué todos estamos en contra de la infidelidad y todos la practicamos o la fantaseamos?
¿Por qué la atracción de ser infiel es casi irresistible?
¿Por qué existe el amor romántico?
¿Por qué las mujeres se enamoran de los hombres equivocados?
¿Por qué estar enamorado es un estado mágico, sublime?
¿Para qué sirve algo tan complicado como el sexo?
¿Qué estrategias reproductivas diferenciales tienen el hombre y la mujer?
¿Por qué las mujeres se equivocan tanto al elegir?
¿Para qué sirve el cortejo?
¿Qué puede hacer la mujer para elegir mejor?
¿Por qué existe la atracción sexual?
¿Por qué lo que es sexy para algunos no lo es para otros?
¿Cómo podemos mejorar nuestras habilidades de seducción?
¿Por qué el pene tiene la forma que tiene? ¿Para qué sirve el prepucio? ¿El tamaño importa?
¿Cómo funciona la selección sexual?
¿Por qué los hombres se enamoran a veces sólo con la mirada?
¿Por qué las mujeres necesitan hablar para enamorarse?
¿Por qué las mujeres se sienten atraídas por hombres que les regalan diamantes?

¡Compre ya este libro y empiece a mejorar su vida sexual!

ISBN 9781522803997

90000

9 781522 803997